essentials

essentials liefern aktuelles Wissen in konzentrierter Form. Die Essenz dessen, worauf es als „State-of-the-Art" in der gegenwärtigen Fachdiskussion oder in der Praxis ankommt. *essentials* informieren schnell, unkompliziert und verständlich

- als Einführung in ein aktuelles Thema aus Ihrem Fachgebiet
- als Einstieg in ein für Sie noch unbekanntes Themenfeld
- als Einblick, um zum Thema mitreden zu können

Die Bücher in elektronischer und gedruckter Form bringen das Expertenwissen von Springer-Fachautoren kompakt zur Darstellung. Sie sind besonders für die Nutzung als eBook auf Tablet-PCs, eBook-Readern und Smartphones geeignet. *essentials:* Wissensbausteine aus den Wirtschafts-, Sozial- und Geisteswissenschaften, aus Technik und Naturwissenschaften sowie aus Medizin, Psychologie und Gesundheitsberufen. Von renommierten Autoren aller Springer-Verlagsmarken.

Weitere Bände in der Reihe http://www.springer.com/series/13088

Michael Klösch · Anna-Maria Dieplinger

Das Journal-Club-Booklet

Ein Konzept für die Pflegewissenschaft

Mit einem Vorwort von Dr. Christine von Reibnitz

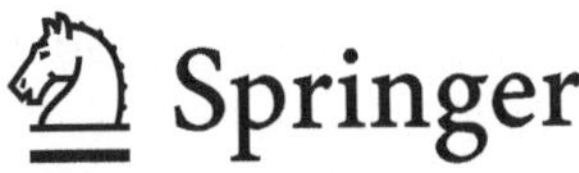 Springer

Michael Klösch
Institut für Pflegewissenschaft
und -praxis, Paracelsus Medizinische
Privatuniversität (PMU) Salzburg
Salzburg, Österreich

Anna-Maria Dieplinger
Institut für Pflegewissenschaft
Paracelsus Medizinische
Privatuniversität (PMU)
Salzburg, Österreich

ISSN 2197-6708 ISSN 2197-6716 (electronic)
essentials
ISBN 978-3-658-29465-6 ISBN 978-3-658-29466-3 (eBook)
https://doi.org/10.1007/978-3-658-29466-3

Die Deutsche Nationalbibliothek verzeichnet diese Publikation in der Deutschen Nationalbibliografie; detaillierte bibliografische Daten sind im Internet über http://dnb.d-nb.de abrufbar.

Planung/Lektorat: Sarah Busch
Springer ist ein Imprint der eingetragenen Gesellschaft Springer Fachmedien Wiesbaden GmbH und ist ein Teil von Springer Nature.
Die Anschrift der Gesellschaft ist: Abraham-Lincoln-Str. 46, 65189 Wiesbaden, Germany

Was Sie in diesem *essential* finden können

- Qualitätskriterien von Journal Clubs
- Ein anwendungsorientiertes Journal-Club-Konzept
- Tipps für eine erfolgreiche Literaturrecherche
- Eine Übersicht geeigneter Bewertungsinstrumente
- Ausgearbeitete Studienbeispiele für Journal Clubs
- Leere Präsentationsbögen & Beurteilungskriterien für TeilnehmerInnen von Journal Clubs

For everyone with a red line under their name in Microsoft Word, but especially for Christoph, Doris, Jürgen & Agnes (MK 2020).

Vorwort

In dem vorliegenden Buch beschreiben die Autoren wesentliche und wichtige Ziele, Aufgaben und Arbeitswesen von Journal Clubs im Bereich der Pflegewissenschaften.

Um eine bestmögliche Versorgung von Patienten zu gewährleisten, sind Pflegende aufgefordert stets auf dem letzten Stand neuester wissenschaftlicher Entwicklungen und Erkenntnisse zu sein. Pflegende sind daher verpflichtet, ihr pflegerisches Handeln an aktuellen pflegewissenschaftlichen Erkenntnissen auszurichten. In Journal Clubs treffen sich Mitglieder einer Arbeitsgruppe, ggfls. dozentengestützt, um aktuelle Forschungsthemen zu diskutieren, aufzubereiten und relevante Aspekte in die Praxis umzusetzen.

Die Relevanz pflegewissenschaftlicher Forschung und das systematische Einbeziehen von Studienergebnissen in den pflegerischen Handlungsablauf und klinischen Alltag gewinnen zunehmend an Bedeutung. Insbesondere deshalb, da das Arbeiten von Pflegekräften auf Grundlage von Evidence-based-Nursing (EbN) erfolgen sollte.

Erfreulicherweise hat die Anzahl an pflegerelevanten Studien in den letzten Jahren zugenommen, dennoch scheint gegenwärtig der Transfer der Forschungsergebnisse in die Praxis noch nicht angemessen zu erfolgen.

In diesem Zusammenhang sind Journal Clubs eine zielführende methodische Vorgehensweise, um die Umsetzung von Forschungsergebnissen in den Praxisalltag der Pflegefachkräfte zu forcieren. Insbesondere bieten Journal Clubs die Möglichkeit des Austausches zwischen Pflegefachkräften zu wissenschaftlichen Fragestellungen und Vorgehensweisen im pflegerischen Handeln. Kritische Bewertungen von pflegewissenschaftlichen Forschungsergebnissen und deren Nutzen leisten einen Beitrag zur Verbesserung von pflegerischen Prozessen.

Journal Clubs sollten strukturiert und wohl organisiert durchgeführt werden. Hier liefert das vorliegende Buch erstmalig in systematischer Weise wertvolle Hinweise zu deren Gestaltung.

Sowohl für Studierende der Pflegewissenschaften und anderer gesundheitsbezogener Studiengänge als auch für den Arbeitsalltag im klinischen Setting haben die beiden Autoren wichtige Arbeitshinweise und zahlreiche Praxisbeispiele zu Studientypen zusammengestellt, die es dem Leser ermöglichen Studien zu bewerten und systematisch zu beurteilen.

Ein gelungenes Buch, das einen gezielten Beitrag zur weiteren Umsetzung von Journal Clubs in den Pflegewissenschaften und im Arbeitsalltag leistet, wird Ihnen hier vorgestellt.

Berlin   Dr. Christine von Reibnitz
Dezember 2019

Inhaltsverzeichnis

Über die Autoren

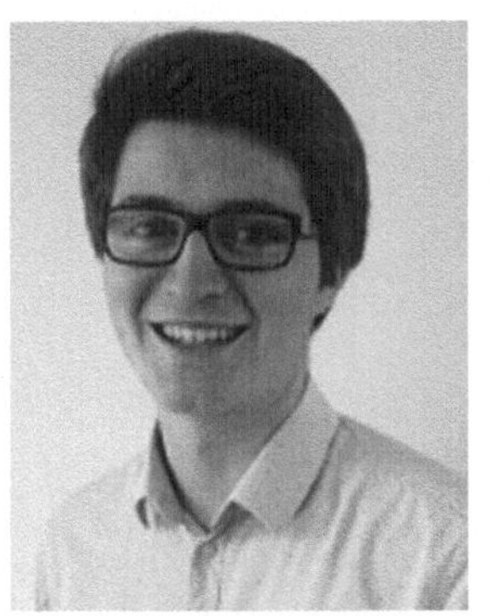

Michael Klösch, BSc, cand. MScN Institut für Pflegewissenschaft und -praxis der Paracelsus Medizinischen Privatuniversität (PMU) Salzburg, Strubergasse 21 (Haus A) 5020 Salzburg, michael. Kloesch@pmu.ac.at, https://www.pmu.ac.at/pflege. html

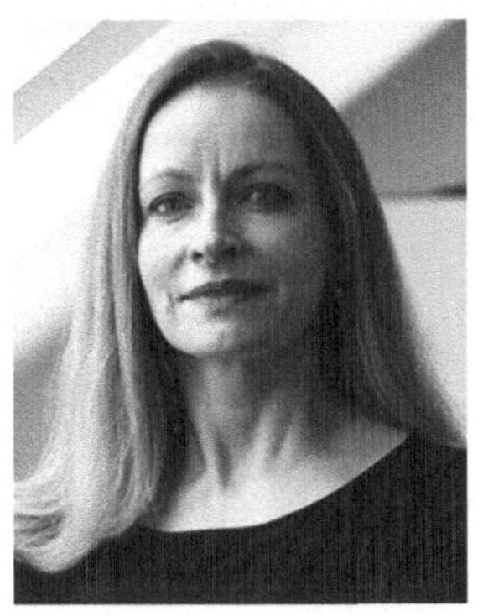

Priv.-Doz. Mag. Dr. Anna-Maria Dieplinger Institut für Pflegewissenschaft und -praxis der Paracelsus Medizinischen Privatuniversität (PMU) Salzburg, Strubergasse 21 (Haus A) 5020 Salzburg, anna.dieplinger@pmu.ac.at, https://www.pmu.ac.at/ pflege.html

Hintergrund 1

Verschiedenste Einflussfaktoren, wie der gesellschaftliche Wandel, die Veränderungen der Arbeitswelt oder der Anstieg chronisch erkrankter Menschen, stellen zukünftig neue Anforderungen an die professionelle Gesundheits- und Krankenpflege in der Versorgung von PatientInnen im klinischen Setting dar. Daraus resultierende Aufgaben im Symptom- und PatientInnenmanagement benötigen demnach ein gesteigertes Ausmaß an evidenzbasierten Pflegemaßnahmen. Gerade die Akademisierung kann in diesem Bereich mit Bachelor-, Master- ANP- oder PhD-Studiengängen geeignete Lösungen anbieten (Wagner 2010; Huber 2013; Dieplinger et al. 2018). Die Grundlage hierfür bietet das Gesundheits- und Krankenpflegegesetz (GuKG) aus dem Jahr 1997. In diesem werden unter § 42 Z. 2 die *„Grundlagen der Pflegewissenschaft und Pflegeforschung"* als wesentlicher Ausbildungsinhalt festgelegt. Studierende der Pflegewissenschaft sind folglich auch nach Beendigung der Ausbildung *„zur Information über die neuesten Entwicklungen und Erkenntnisse insbesondere der Pflegewissenschaft sowie der medizinischen Wissenschaft (…)"* (§ 63 Abs. 1 Z. 1-2 GuKG) verpflichtet.

Eine Strategie, die angeführten gesetzlichen Verpflichtungen umzusetzen, stellt die Implementierung von Journal Clubs in Kliniken sowie Studiengängen der Pflegewissenschaft dar. Darunter sind Treffen in Kleingruppen zu verstehen, in welchen Studien einer kritischen Bewertung unterzogen und im Anschluss daran präsentiert werden. Durch diese Herangehensweise können nicht nur praxisbezogene Fragestellungen anhand von wissenschaftlicher Literatur gelöst, sondern auch die in der Ausbildung erlernten Kernelemente der wissenschaftlichen Arbeitsweise gefestigt werden. In der Folge wird ein gesteigerter Theorie-Praxistransfer gewährleistet (Klösch und Aiglesberger 2018). Aiken et al. (2017) zeigten in einer groß angelegten Studie nachweislich, dass nicht nur die

© Springer Fachmedien Wiesbaden GmbH, ein Teil von Springer Nature 2020

M. Klösch und A.-M. Dieplinger, *Das Journal-Club-Booklet*, essentials,

https://doi.org/10.1007/978-3-658-29466-3_1

Pflegequalität steigt, sondern auch mit mehr akademisch ausgebildeten Pflegenden die Mortalitätsrate (OR = 0,89) sinkt und es zu einer Abnahme schlechter Krankenhausbewertungen (OR = 0,90) sowie unzureichender Versorgungsqualität (OR = 0,89) oder -sicherheit (OR = 0,85) kommt. Ebenso konnte durch die quantitative Studie nachgewiesen werden, dass bei einer zehnprozentigen Reduzierung von akademisierten Pflegenden die Mortalitätsrate bei PatientInnen um 11 % ansteigt. Unter der Voraussetzung, dass pro 25 pflegebedürftigen PatientInnen eine akademisierte Pflegeperson gegen eine Pflegeassistenz ausgetauscht wird, erhöht sich die Wahrscheinlichkeit für PatientInnen zu versterben um 21 % (Aiken et al. 2017).

Journal Clubs können des Weiteren als Chance verstanden werden, persönliche Erfahrungswerte sowie durchlebte (belastende) Fallsituationen in einem geschützten Rahmen mit anderen (Studien-) KollegInnen zu reflektieren. Letzteres bezieht sich zum Beispiel auf den Umgang mit Tumor- und PalliativpatientInnen oder Vergleiche zwischen literaturbasierten Best-Practice-Beispielen und der bestehenden Pflegepraxis an den jeweiligen Praktikaplätzen. In den Reflexionsrunden oder Exkursen ist darauf zu achten, dass Wortmeldungen der TeilnehmerInnen freiwillig und nicht auf Nachdruck passieren, die Schilderungen von persönlichen Erfahrungen seitens der TeilnehmerInnen mit keinen Belastungen einhergehen, Antwortverweigerungen durch Andere oder den Moderator nicht negativ gewertet und Diskussionen durch die DozentInnen objektiv moderiert werden (Wiggy 2012; Nesbitt 2013; Johnson 2016).

Qualitätskriterien von Journal Clubs

Die Qualitätskriterien eines Journal Clubs sollten bereits vor der Umsetzung festgelegen werden.

> **Qualitätskriterien von Journal Clubs**
> - TeilnehmerInnen der Journal Clubs
> - Zielsetzungen der Journal Clubs
> - Organisation & Struktur der Journal Clubs
> - Verantwortlichkeit für Journal Clubs
> - Literaturauswahl für Journal Clubs
> - Umsetzung der Journal Clubs
> - Evaluierung von Journal Clubs
>
> (Campell et al. 2017; Bowles et al. 2013; Berger et al. 2011; Häggman-Laitila et al. 2016)

TeilnehmerInnen der Journal Clubs Die TeilnehmerInnen der Journal Clubs sollten dasselbe Ausbildungsniveau (Bachelor- oder Masterabschluss) vorweisen und derselben Berufsgruppe angehören. Bei Journal Clubs mit Personen unterschiedlichen Ausbildungsniveaus oder gemischter Studienrichtungen ist darauf zu achten, dass inhaltliche Schwerpunkte (z. B. ähnliche Settings, Problem- oder Fragestellungen) gesetzt werden, deren Diskussion für alle Beteiligten einen Mehrwert darstellt.

© Springer Fachmedien Wiesbaden GmbH, ein Teil von Springer Nature 2020
M. Klösch und A.-M. Dieplinger, *Das Journal-Club-Booklet,* essentials,
https://doi.org/10.1007/978-3-658-29466-3_2

Zielsetzungen der Journal Clubs Pro Journal Club sollten innerhalb der Gruppen konkrete inhaltliche und organisatorische Ziele schriftlich vereinbart werden. Diese können sich zum Beispiel auf eine intensive Auseinandersetzung mit dem Aufbau der herangezogenen Studien sowie damit einhergehenden Fragestellungen beziehen. Ein weiteres Ziel kann sein, Korrelation zwischen den Studienergebnissen und den sich daraus ableitenden Empfehlungen für die Pflegepraxis mit den bestehenden Pflegeprozessen im Krankenhaus abzugleichen.

Organisation & Struktur der Journal Clubs Durch ausreichend Struktur der Journal Clubs wird eine regelmäßige Durchführung, Teilnahme zu einer angemessenen Tageszeit sowie Vereinbarkeit mit dem Studium oder den Praktika gewährleistet. Zudem soll eine strukturierte Vorgehensweise den Lern- und Lehrerfolg der teilnehmenden Personen erhöhen.

Journal Clubs sollten laut internationaler Empfehlungen in regelmäßigen Abständen abgehalten und von einer Person mit wissenschaftlichen Kenntnissen geleitet werden. Der Zeitpunkt sowie die Dauer der wissenschaftlichen Diskussionsrunden müssen mit der Praxis, dem Studium oder den Praktika der TeilnehmerInnen vereinbar sein. Journal Clubs nach Vorlesungsende oder einem Schichtwechsel in der Nähe des Ausbildungsplatzes stellen einen Vorteil dar.

Verantwortlichkeit für Journal Clubs Journal Clubs sollten von einer Person mit ausreichend Fachwissen im Bereich der qualitativen oder quantitativen Forschung sowie Statistik moderiert und geleitet werden. Die Person ist verantwortlich dafür organisatorische Tätigkeiten zu übernehmen, themenspezifische Studien zu recherchieren und folglich bereitzustellen, offene Fragestellungen der TeilnehmerInnen aufzugreifen, Diskussionen anzuregen und erarbeitete Erkenntnisse zusammenzufassen. Wünschen TeilnehmerInnen selbstständig Studien zu recherchieren, hat die leitende Person die Aufgabe, diese Quellen fristgerecht einzufordern und zu überprüfen, ob die Literatur für einen Journal Club geeignet ist. Die leitende Funktion in einem Journal Club kann auf mehrere Personen aufgeteilt werden. Wichtig ist das bestehende Fachwissen in den oben angeführten Bereichen. Journal Clubs können von TeilnehmerInnen mit einer höheren Ausbildungsstufe moderiert und geleitet werden. So werden BachelorstudentInnen der Pflegewissenschaft von AbsolventInnen dieses Studiums oder einer/einem Studenten/In im Masterstudium Pflegewissenschaft durch die Journal Clubs begleitet. MasterstudentInnen wiederum können durch PhD- StudentInnen Unterstützung erfahren. Durch diese Voraussetzung soll ein ausreichender Wissensaustausch und Kompetenzerwerb garantiert werden.

Literaturauswahl für Journal Clubs Die Auswahl der zu diskutierenden Studien orientiert sich an den spezifischen Interessens- und Fachbereichen aus der Allgemeinen Gesundheits- und Krankenpflege, Kinderkrankenpflege oder psychiatrischen Gesundheits- und Krankenpflege. Es empfiehlt sich, die gewählten Themenbereiche anhand von unterschiedlichen Forschungsansätzen zu erarbeiten, um StudentInnen einen Überblick unterschiedlicher wissenschaftlicher Herangehensweisen aufzuzeigen. Als Beispiel kann ein Journal Club mit dem Themenschwerpunkt „Schichtarbeit in der Pflege" angeführt werden. Die erste Gruppe stellt eine radomisiert-kontrollierte Fallstudie vor, in welcher 8- und 12-Stundendienste hinsichtlich des Auftretens von Fatigue beim Pflegepersonal verglichen werden. Die zweite Gruppe bearbeitet eine qualitative Studie, welche anhand von leitfadengestützten Tiefeninterviews mit Pflegenden die Auswirkungen von Schichtdiensten auf den subjektiv beurteilten Gesundheitszustand beleuchtet. Basierend auf den unterschiedlichen Forschungsansätzen können StudentInnen in den Diskussionsrunden beispielsweise näher auf die Vor- und Nachteile der herangezogenen Designs und die Fragestellung, warum beide Ansätze einen Beitrag zum angeführten Thema liefern, eingehen. Die Literaturauswahl bietet somit die Möglichkeit, teilnehmenden StudentInnen den pflegewissenschaftlichen Erkenntnisgewinn aus unterschiedlichen Forschungsdisziplinen und im interdisziplinären Kontext darzustellen.

> ▶ **Wichtig** Die Zusendung der Journal-Club-Unterlagen (Studien, Handlungsrichtlinien und Präsentationsvorlagen) erfolgt an alle TeilnehmerInnen zum selben Zeitpunkt, da die Bearbeitung der Studien über einen entsprechenden Zeitraum erfolgen sollte. Wird die Studienrecherche selbstständig von den StudentInnen übernommen, entfällt dieser Schritt. In diesem Fall bedarf es einer Genehmigung der ausgewählten Studien seitens der LeiterInnen. Es muss gewährleistet sein, dass alle TeilnehmerInnen die Studien der anderen Journal-Club-Gruppe erhalten haben.

Umsetzung der Journal Clubs Die Umsetzung der Journal Clubs sollte nach einer klaren Struktur erfolgen: Präsentationen der Studien, Diskussion, Exkurse sowie Vergleiche mit der bestehenden Pflegepraxis. Eine ausführliche Beschreibung der Umsetzung finden Sie in Abschn. 3.2.

Evaluierung von Journal Clubs Absolvierte Journal Clubs sollten einer regelmäßigen Evaluierung unterzogen werden. Die Evaluierung kann sich neben organisatorischen Aspekten oder den herangezogenen Studien ebenso auf Selbsteinschätzungen der Studierenden (z. B. Fach-, Methoden- und Kommunikationskompetenz), die Kompetenz der LeiterInnen, das Schwierigkeitsniveau sowie die Praxisorientierung beziehen. Um Verzerrungseffekte zu vermeiden und die Nachvollziehbarkeit in der Beurteilung zu garantieren, sollte auf elektronische Evaluierungen zurückgegriffen werden. Eine Alternative bieten papierbasierte Fragebögen, welche gesammelt und anonymisiert bei den LeiterInnen des jeweiligen Journal Clubs abgegeben werden.

(Deenadayalan et al. 2008; ITNS 2011).

Das Journal-Club-Konzept

In diesem Abschnitt wird näher auf die Zielsetzungen von Journal Clubs sowie den Aufbau und Ablauf der wissenschaftlichen Diskussionsrunden eingegangen.

3.1 Ziele von Journal Clubs

Inhaltliche Zielsetzungen:

- StudentInnen wird der Sinn und Zweck des wissenschaftlichen Arbeitens nähergebracht.
- StudentInnen weisen einen adäquaten Umgang mit wissenschaftlicher Fachliteratur auf.
- StudentInnen kennen fachbezogene Journals oder Datenbanken für Literaturrecherchen.
- StudentInnen erkennen wesentliche Qualitätsmerkmale wissenschaftlicher Fachliteratur.
- StudentInnen kennen Instrumente zur Bewertung wissenschaftlicher Fachliteratur.
- StudentInnen sind in der Lage, Fragestellungen aus der Praxis aufzugreifen und anhand von wissenschaftlicher Fachliteratur zu beantworten.
- StudentInnen entwickeln ein Verständnis für die praxisorientierte Wissenschaft.
- StudentInnen diskutieren und reflektieren die in den Journal Clubs herangezogene Literatur.
- StudentInnen können die erlangten Erkenntnisse für Präsentationen oder Abschlussarbeiten heranziehen.

© Springer Fachmedien Wiesbaden GmbH, ein Teil von Springer Nature 2020 7
M. Klösch und A.-M. Dieplinger, *Das Journal-Club-Booklet,* essentials,
https://doi.org/10.1007/978-3-658-29466-3_3

- StudentInnen können über die unterschiedlichen methodischen Herangehensweisen der im Journal Club miteinbezogenen Studien diskutieren.

Organisatorische Zielsetzungen:

- Die Journal Clubs finden in Kleingruppen statt.
- Die Organisation sowie Moderation werden von einer Person mit ausreichend wissenschaftlichen Kenntnissen übernommen.
- Journal-Club-Termine werden teilnehmerInnenorientiert angeboten und dementsprechend an Arbeitszeiten oder Prüfungstermine angepasst.
- Relevante Fachliteratur wird bereits vor den Journal Clubs ausgehändigt.
- Es werden GastdozentInnen (z. B. ForscherInnen oder StatistikerInnen) zu den Journal Clubs hinzugezogen.
- Es werden StudentInnen unterschiedlicher Ausbildungsstufen in einem Journal Club vereint.
- Die Journal Clubs finden in einem geschützten Rahmen statt.
- Journal Clubs sind für TeilnehmerInnen mit keinen Kosten verbunden.
- TeilnehmerInnen der Journal Clubs erhalten nach der erfolgreichen Teilnahme ein Zertifikat (Außercurriculare Lehrveranstaltung).

3.2   Aufbau & Ablauf

Journal Clubs werden von Personen mit bestehenden wissenschaftlichen Kenntnissen/Kompetenzen geleitet und bieten den Studierenden und MitarbeiterInnen die Möglichkeit, pflegebezogene Themen sowie Fragestellungen aus der Praxis anhand von Studienergebnissen kritisch zu reflektieren und in einen fachlichen Austausch zu treten. LeiterInnen eines Journal Clubs übernehmen eine organisatorische Verantwortung und achten auf die wissenschaftlichen Inhalte der Themen. Zudem zählen die Wahl des Themas, die Terminkoordination, die Raumplanung und das Sammeln der erarbeiteten bzw. der zu bearbeitenden Beiträge (z. B. Protokolle, Poster oder digitale Präsentationen) ebenfalls zu den Aufgaben der LeiterInnen.

Die Dauer eines Journal Clubs beläuft sich auf eine Stunde. Wird die wissenschaftliche Diskussionsrunde virtuell abgehalten, sollten zusätzlich 30 min Vorbereitungszeit (Technikcheck, Upload der Präsentationen & Ausrichtung der Webcam) eingeplant werden. Um einen fließenden Austausch zu gewährleisten, ist die Anzahl der StudentInnen auf 4–6 Personen einzugrenzen. Pro Journal Club werden zwei Gruppen gebildet, welche jeweils eine Studie systematisch aufarbeiten. Im Hinblick auf die Gruppendiskussionen werden alle TeilnehmerInnen angehalten, sämtliche Literaturquellen durchzulesen und gegebenenfalls mit Anmerkungen zu versehen. Die Studienbeispiele für Journal Clubs können entweder durch die TeilnehmerInnen vorgeschlagen oder seitens der Leiterin/des Leiters zugeteilt werden. Unabhängig davon empfiehlt es sich als LeiterIn eine Ausarbeitungsfrist festzulegen, um genügend Zeit für Korrekturarbeiten (z. B. Anmerkungen, Verständnisfragen, Exkurse oder Beispiele) vor dem Journal Club einzuplanen.

Das entwickelte Journal-Club-Konzept gliedert sich in zwei Phasen:

- **Phase I:** Zu Beginn erfolgt ein kurzer theoretischer Input (5–10 min) durch die/den LeiterIn des Journal Clubs. Hierfür eignet sich vorrangig die Darstellung der berufsgruppenbezogenen Themenrelevanz. Nehmen StudentInnen das erste Mal an einem Journal Club teil, kann sich der Input auch aus allgemeinen Hintergrundinformationen (z. B. Organisation, Aufbau und Zielsetzungen des Journal Clubs) zusammensetzen.

- **Phase II:** Dem theoretischen Input folgt pro Gruppe eine 10–15-min Präsentation über den Aufbau der herangezogenen Studie, die wesentlichen Forschungsergebnisse sowie die durchgeführte, kritische Bewertung. Die Gliederung der Präsentation orientiert sich an dem EMED-Format (Einleitung-Methode-Ergebnisteil-Diskussion) (Mayer 2015, S. 379–381). Nach jeder Präsentation findet eine kritische Diskussion zwischen allen Journal-Club-TeilnehmerInnen statt. Fragestellungen, Standpunkte, Erfahrungswerte, Überlegungen, Zukunftsvisionen oder kritische Anmerkungen können so in einem geschützten Rahmen dargelegt werden, wobei die/der LeiterIn der wissenschaftlichen Diskussionsrunde darauf zu achten hat, dass das vorgegebene Zeitkontingent pro Gruppe nicht überschritten wird. Das Vermitteln einer themenbezogenen „Take-Home-Message" seitens der Leiterin/des Leiters an die StudentInnen stellt das Ende des Journal Club dar.

Abb. 3.1 zeigt den Ablauf eines Journal Clubs.

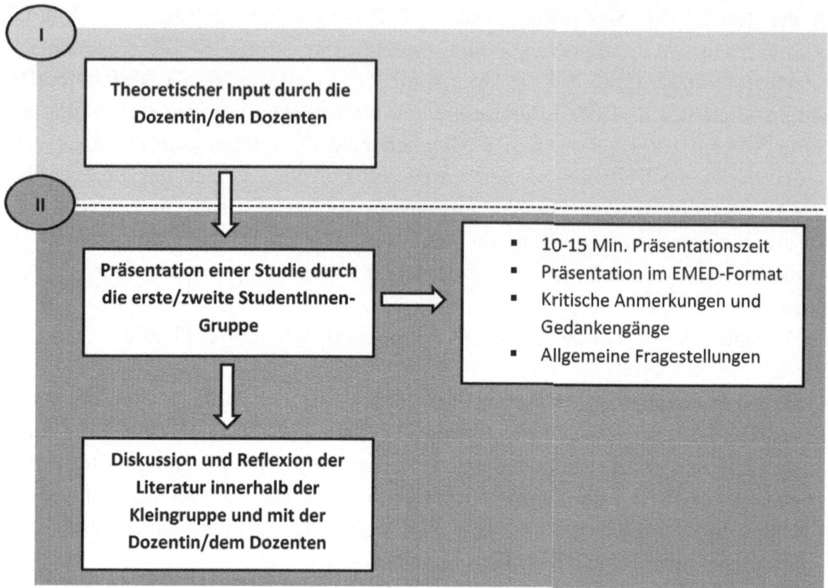

Abb. 3.1 Ablauf des Journal Clubs in Anlehnung an Klösch und Aiglesberger (2018)

3.3   Literaturrecherche im Kurzüberblick

Bevor mit der Literaturrecherche begonnen werden kann, sollten die vier nachfolgend angeführten Fragestellungen beantwortet werden können.

1. Zu welchem Thema möchte ich eine Literaturrecherche durchführen?
2. Was weiß ich zu diesem Thema bereits? (= Problemstellungen/Forschungsbedarf)
3. Um welche Aspekte möchte ich meinen Wissenshorizont erweitern? (= Ziele der Recherche)
4. Wie lautet meine vorläufige Fragestellung?/Wie lauten meine vorläufigen Fragestellungen?

Nach diesen Überlegungen empfiehlt es sich folglich, eine orientierende Literaturrecherche (Internet, Bibliothek & Fachzeitschriften) durchzuführen, welche in eine systematische Suche in wissenschaftlichen Datenbaken mit zuvor klar definierten Suchbegriffen und Booleschen Operatoren (AND, OR, NOT) (Panfil 2015; Mayer 2015) übergeht. In dieser Phase kann die vorläufige Fragestellung konkretisiert, ausgeweitet oder vollständig neu entwickelt werden. Ausschlaggebend hierfür ist das Ausmaß der zur Verfügung stehenden internationalen wissenschaftlichen Literatur.

Tipps für die Literaturrecherche

- Ziehen Sie für die Recherche Begriffe heran, welche ebenso im Titel und der Fragestellung angeführt werden.
- Recherchieren Sie mit Synonymen der herangezogenen Suchbegriffe.
- Recherchieren Sie in unterschiedlichen Datenbanken mit denselben Suchkombinationen.
- Achten Sie auf das Wording im Titel und Fließtext von geeigneten Treffern. Ggf. müssen die eigenen Suchbegriffe dahin gehend adaptiert werden.
- Nutzen Sie automatisiert dargelegte Suchbegriffe und die Funktion „Ähnliche Treffer" in den herangezogenen Datenbanken.
- Sollten Studien nicht frei verfügbar sein, können die angeführten KorrespondenzautorInnen kontaktiert werden. Im Anschreiben sollte jedoch erwähnt werden, warum ausgerechnet diese Quelle für Ihre Arbeit eine Bereicherung darstellen würde.
- Behalten Sie sich die (Haupt-)Fragestellung anhaltend im Hinterkopf, um vom Kernthemenbereich nicht abzukommen.

Neben der klassischen Studienrecherche in wissenschaftlichen Datenbanken und Zeitschriftenkatalogen besteht darüber hinaus die Möglichkeit, das Schneeballverfahren bzw. die Berry-Picking-Methode heranzuziehen. Hierbei werden Literaturverzeichnisse geeigneter Treffer hinsichtlich der herangezogenen Literatur beleuchtet, um diese gegebenenfalls ebenso für die eigene Arbeit heranzuziehen (Panfil 2015; Mayer 2015). Eine Strategieübersicht kann der Abb. 3.2.

Ursachen, wenn keine passende Literatur zum gewählten Themenbereich gefunden werden kann

- Es wurden ungeeignete Suchbegriffe, Synonyme oder Datenbanken herangezogen.
- Die gewählte Fragestellung wurde zu spezifisch formuliert und muss erweitert werden.
- Die gewählte Fragestellung kann durch internationale Literatur nicht beantwortet werden.

- Der gewählte Themenbereich wurde in der internationalen Literatur noch unzureichend dargelegt. Diese Erkenntnis kann die Grundlage für ein eigenes Forschungsvorhaben im Zuge eines Master- Doktorat- oder PhD-Studiums bilden.

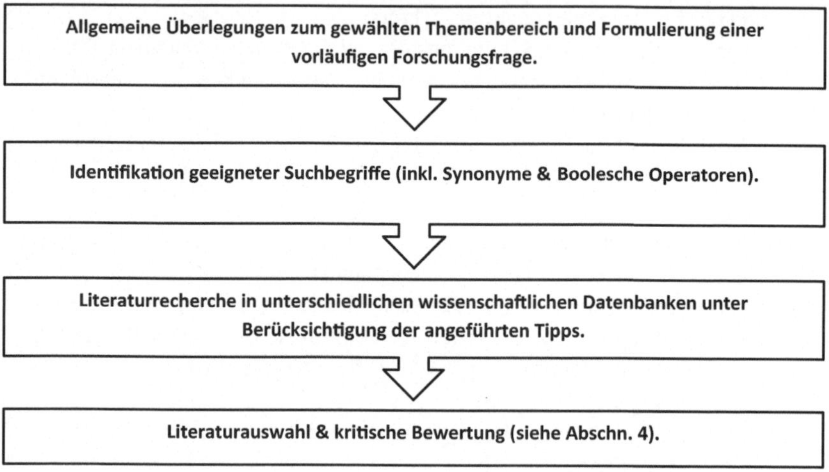

Allgemeine Überlegungen zum gewählten Themenbereich und Formulierung einer vorläufigen Forschungsfrage.

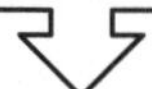

Identifikation geeigneter Suchbegriffe (inkl. Synonyme & Boolesche Operatoren).

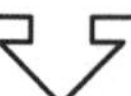

Literaturrecherche in unterschiedlichen wissenschaftlichen Datenbanken unter Berücksichtigung der angeführten Tipps.

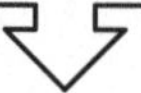

Literaturauswahl & kritische Bewertung (siehe Abschn. 4).

Abb. 3.2 Literaturrecherche im Kurzüberblick. (Eigene Darstellung, 2019)

Präsentationsbögen & Literaturbewertung für Journal-Club-TeilnehmerInnen

Im Anhang finden Sie Präsentationsbögen, welche als Vorlage für die systematische Zusammenfassung von Studien im Journal Club herangezogen werden können. Der Aufbau orientiert sich an der international üblichen Gliederung von Studien, dem EMED-Format (Mayer 2015, S. 379–381), welches eine übersichtliche und intensive Auseinandersetzung gewährleisten soll. Der Präsentationsbogen wurde des Weiteren durch das Feld „Kritisch-reflektierende Anmerkungen" ergänzt, wobei hierfür kapitelspezifische Leitfragen (Tab. 4.1) als zusätzliche Unterstützung dienen. Folglich erhalten Journal-Club-TeilnehmerInnen die Möglichkeit, herangezogene Literatur nicht nur zusammenzufassen, sondern diese auch kritisch-reflektiert zu bewerten.

Neben den in Tab. 4.1 angeführten Fragestellungen können ebenso die Bewertungsbögen und Checklisten der nachfolgend angeführten HerausgeberInnen und Organisationen als weitere Beurteilungshilfen von Studien herangezogen werden. Die Bewertungsbögen und Checklisten müssen an die unterschiedlichen Studiendesigns bzw. Forschungsansätze angepasst werden. Die Präsentation der kapitelspezifischen Studieninhalte in den Journal Clubs sollte im EMED-Format erfolgen.

Beurteilungsbögen von Behrens und Langer (2010) Über die Website des Universitätsklinikums Halle (Saale) haben Sie im Downloadbereich des Instituts für Gesundheits- und Pflegewissenschaft die Möglichkeit, Beurteilungsbögen nach Behrens und Langer (2010) für die kritische Bewertung wissenschaftlicher Literatur kostenlos herunterzuladen. Zur Verfügung stehen Beurteilungsbögen für Interventionsstudien, Systematische Übersichtsarbeiten und Meta-Analysen, Qualitative Studien, Diagnosestudien, Standards und Leitlinien sowie ein Bogen mit

© Springer Fachmedien Wiesbaden GmbH, ein Teil von Springer Nature 2020
M. Klösch und A.-M. Dieplinger, *Das Journal-Club-Booklet,* essentials,
https://doi.org/10.1007/978-3-658-29466-3_4

Tab. 4.1 Kapitelspezifische Fragestellungen. (Eigene Darstellung, 2019)

Kapitel	Fragestellungen
Hintergrund & Forschungsrelevanz	• Wurden der Hintergrund sowie die Problembeschreibung ausreichend dargelegt? • Wurde die Forschungsrelevanz mit ausreichend Quellen belegt?
Forschungsfrage(n) & Zielsetzung(en)	• Wurde(n) die Forschungsfrage(n) verständlich formuliert? • Wurde(n) die Forschungsfrage(n) passend zum Design/zur Methodik gewählt? • Wurden Zielsetzungen seitens der ForscherInnen angeführt? • Wurden die Forschungsfrage(n) und Zielsetzung(en) mit dem Titel der Studie abgeglichen?
Methode	• Wurde die Methodik passend zum Design gewählt? • Wurde die Methodik ausreichend und verständlich dargelegt? (Qualitativ vs. Quantitativ: Feldzugang, Rekrutierung, Stichprobengröße, Ein- und Ausschlusskriterien, Untersuchungszeitraum, Intervention(en), Verblindung, ethische Implikationen, Datenerhebung und -analyse) (Systematic Review: Art der Arbeit, Suchzeitraum, Datenbanken, Schneeballverfahren, Schlüsselwörter, Ein- und Ausschlusskriterien, Literaturauswahl und -bewertung)
Ergebnisteil	• Wurden die Ergebnisse ausreichend und verständlich dargelegt? • Wurden Tabellen und Grafiken sinnvoll herangezogen?
Zusammenfassung & Diskussion	• Erfolgte eine Zusammenfassung der wesentlichen Erkenntnisse? • Werden die generierten Erkenntnisse in den bestehenden (internationalen) Forschungsstand eingegliedert? • Können die Forschungsergebnisse in die Praxis übertragen werden? • Werden Limitationen seitens der AutorInnen angeführt? • Wurde eine Kosten-Nutzen-Risiko-Analyse durchgeführt? • Wird seitens der AutorInnen Ausblick auf weiteren Forschungsbedarf angeführt?

den Gütekriterien von randomisiert-kontrollierten Fallstudien (RCTs) (Behrens und Langer 2010; Universitätsklinikum Halle [Saale] 2019).

Das CONSORT-Statement Die Checkliste setzt sich aus 25 Items zusammen, anhand welcher randomisiert-kontrollierte Fallstudien (RCTs) einer kritischen Bewertung unterzogen werden können. Im Internet steht das Bewertungsinstrument kostenlos zum Download zur Verfügung und wird in mehreren wissenschaftlichen Artikeln diskutiert (Schulz et al. 2019).

Joanna Briggs Institute (JBI) Das JBI stellt 13 „Critical Appraisal Tools" zur Verfügung, welche kostenlos heruntergeladen werden können. Kritische Fragestellungen ermöglichen das Analysieren von Fall-Kontroll-Studien, Fallberichten, Fallserien, Kohortenstudien, Diagnostik-Studien, wirtschaftlichen Bewertungen, Prävalenzstudien, Quasi-Experimenten, randomisiert-kontrollierten Fallstudien, Systematischen Übersichtsarbeiten, Texten und Stellungnahmen, Querschnittstudien sowie Qualitativen Studien (Joanna Briggs Institute 2018).

COnsolidated criteria for REporting Qualitative research Checklist (COREQ) Die COREQ-Checkliste wurde von Tong et al. (2007) entwickelt und erlaubt anhand von 32 Fragestellungen die Bewertung qualitativer Studien. Im Internet kann die Checkliste kostenlos erworben werden (Tong et al. 2007).

Mixed Methods Appraisal Tool (MMAT) – Version 2018 Bei dem MMAT handelt es sich um ein Bewertungsinstrument von Hong et al. (2018), welches im Internet kostenlos zum Download zur Verfügung steht. Anhand einer Checkliste besteht die Möglichkeit, qualitative, quantitative, randomisiert-kontrollierte und nicht randomisiert-kontrollierte Studien sowie Mixed-Methods-Studien einer systematischen Bewertung zu unterziehen. Pro Studiendesign werden fünf Fragestellungen mit Erläuterungen und Referenzen angeführt (Hong et al. 2018).

▶   **Wichtig** Eine Übersicht zahlreicher weiterer Beurteilungsinstrumente unterschiedlicher AutorInnen und Organisationen finden Sie auf dem „Enhancing the QUAlity and Transparency Of health Research-Network" (EQUATOR network) (EQUATOR network 2019).

Studienbeispiele für Journal Clubs 5

In diesem Abschnitt werden exemplarisch Studien (Systematic Review, qualitative Studie, quantitative Studie, Mixed-Methods-Studie & Fallstudie) inhaltlich zusammengefasst und einer kritischen Bewertung unterzogen. Die Bewertung orientiert sich an den angeführten kapitelspezifischen Leitfragen in Tab. 4.1. Auch werden Beispielfragen für DozentInnen angeführt, welche die Grundlage für Diskussionen oder Exkurse darstellen können. Es empfiehlt sich, die Studienpräsentation anhand von Bulletpoints in einer PowerPoint-Präsentation abzuhalten und ebenso Tabellen oder Grafiken der jeweiligen AutorInnen mit einfließen zu lassen. Durch diese Vorgehensweise erhalten die ZuhörerInnen einen themenbezogenen Überblick und können dem Gesagten besser folgen. Der Umfang der Kapitel kann aufgrund des festgelegten Zeitrahmens von 10–15 min pro Studie und des jeweiligen Schwerpunkts der Journal Clubs variieren. Die kritischen Anmerkungen, Bewertungsbögen oder Checklisten verstehen sich als Teilbereich der Diskussion.

▶ **Wichtig** An dieser Stelle sei angeführt, dass die nachfolgend abgebildeten Zusammenfassungen lediglich Auszüge der einzelnen Kapitel darstellen und sich als Anregungen verstehen. In den Präsentationen sollte die Darstellung der Methodik, Ergebnisse sowie Zusammenfassung und Diskussion ausführlicher erfolgen, beziehungsweise immer an die zuvor festgelegten Rahmenbedingungen (z. B. zeitlicher Umfang, vorgegebene Kapitelschwerpunkte) der Journal Clubs adaptiert werden.

© Springer Fachmedien Wiesbaden GmbH, ein Teil von Springer Nature 2020   17
M. Klösch und A.-M. Dieplinger, *Das Journal-Club-Booklet,* essentials,
https://doi.org/10.1007/978-3-658-29466-3_5

5.1   Systematic Review

AutorInnen (Jahr)/Land Bouya et al. (2019)/Iran

Titel/Journal Cancer Pain Management Among Oncology Nurses: Knowledge, Attitude, Related Factors, and Clinical Recommendations: a Systematic Review/ Journal of Cancer Education, https://doi.org/10.1007/s13187-018-1433-6.

Hintergrund/Problembeschreibung Tumorassoziierte Schmerzen haben nachweislich negative Auswirkungen auf die subjektiv wahrgenommene Lebensqualität von betroffenen PatientInnen. Die Ansprüche gegenüber einer adäquaten pflegerischen Versorgung steigen dementsprechend an, wobei internationalen Studien zufolge Pflegende oftmals unzureichende Kenntnisse über tumorassoziiertes Schmerzmanagement aufweisen. Basierend auf dieser Tatsache führten Bouya et al. (2019) eine Literaturstudie durch, in welcher das bestehende Wissen und die Einstellungen von Pflegenden hinsichtlich des Schmerzmanagements sowie darauf wirkende Einflussfaktoren näher beleuchtet wurden. Ebenso erfolgte eine Darlegung herangezogener Assessmentinstrumente zur Einschätzung der Schmerzintensität, internationaler Richtlinien und der daraus abzuleitenden Empfehlungen für das klinische Setting (Bouya et al. 2019).

Methodik Die Literaturrecherche erfolgte im April 2018 in den Datenbanken PubMed, EMBASE, Web of science (WOS), Science direct und Scopus. Hierfür wurden die Suchbegriffe „knowledge", „attitude", „related factors", „oncology nurses", „CPM" und „Cancer pain management" herangezogen, welche in unterschiedlichen Kombinationen mit den Boolschen Operatoren AND, OR und NOT verbunden wurden. Der Rechercheprozess wurde unabhängig von zwei WissenschafterInnen durchgeführt. Überschneidende Treffer wurden anhand des „Hoy et al. (2012)-Tools" hinsichtlich der Relevanz für die Literaturstudie überprüft (Bouya et al. 2019).

Ergebnisse Insgesamt konnten 12 Querschnittstudien (n = 12) in den Datenbanken als geeignet identifiziert werden. Zur Einschätzung der tumorassoziierten Schmerzintensität wurden das KASRP-, Salanterä-, WHO-Q und Weissman-Assessmentinstrument herangezogen, wobei die Skalen jeweils aus 14 bis 127 Items bestanden (Bouya et al. 2019).

Das bestehende Wissen zum tumorassoziierten Schmerz wurde in die drei Kategorien „unzureichend", „moderat" und „gut" klassifiziert. Studien (n = 4) verwiesen auf einen unzureichenden oder moderaten (n = 4) Kenntnisstand der befragten ProbandInnen. Lediglich in einer Studie (n = 1) wurde das bestehende Wissen als gut beschrieben. Zudem wurden in neun Studien (n = 9) die Einstellungen gegenüber dem tumorassoziierten Schmerzmanagement erhoben, welche seitens der Pflegenden von neutral bis hin zu negativ reichten (Bouya et al. 2019).

Wesentliche Einflussfaktoren und Herausforderungen bezogen sich laut den ProbandInnen auf das Vorhandensein von regelmäßigen schmerzbezogenen Schulungsprogrammen, individuellen Erfahrungswerten in der pflegerischen Versorgung von Menschen mit einer Tumorerkrankung und Wissenslücken in diesem Bereich. Anhand bestehender Leitlinien lassen sich als Kernempfehlungen für das klinische Setting die Implementierung von Schulungs- und Trainingsprogrammen sowie eine Überarbeitung der Curricula in den Ausbildungszentren ableiten (Bouya et al. 2019). [Anm.: In der Präsentation sollten die von Bouya et al. (2019) dargelegten Tabellen miteinbezogen werden, um eine ausreichende Übersicht der generierten Ergebnisse zu gewährleisten.]

Zusammenfassung & Diskussion Die Literaturstudie von Bouya et al. (2019) verweist auf bestehende Wissensdefizite bei Pflegenden im Bereich des tumorassoziierten Schmerzmanagements. Einfluss darauf nehmen neben dem individuellen Kenntnisstand ebenso (vorhandene) Schulungs- und Trainingsprogramme. Um auch zukünftig ein adäquates Schmerzmanagement im onkologischen Setting gewährleisten zu können, bedarf es der regelmäßigen Umsetzung von Fort- und Weiterbildungen sowie einer Überarbeitung bestehender Curricula in Ausbildungszentren (Bouya et al. 2019).

Kritisch-reflektierende Anmerkungen Umfänge der einzelnen Kapitel wurden aufeinander abgestimmt. Obwohl keine konkreten Fragestellungen angeführt wurden, lassen sich diese aus der Überschrift sowie den Zielsetzungen ableiten. Die Methodik der Literaturrecherche wurde umfangreich und verständlich dargelegt. Das abgebildete Flussdiagramm/Flowchart ermöglicht es LeserInnen, die Literaturauswahl nachzuvollziehen. Angeführte Tabellen im Ergebnisteil gewährleisten ebenso einen Überblick über die herangezogenen Studien und deren wesentliche Charakteristika. Teilweise hätten die Quellen im Fließtext näher beschrieben werden können. In der Diskussion werden die generierten Erkenntnisse noch einmal zusammengefasst, gegenübergestellt und mit dem bestehenden Forschungsstand verglichen. Darüber hinaus wird auf Limitationen sowie weiteren Entwicklungsbedarf in der Pflegepraxis verwiesen. Letzterem kann hinsichtlich des Theorie-Praxis-Transfers ein hoher Stellenwert zugesprochen werden.

Fragestellungen für DozentInnen

- Welche Herausforderungen können sich Ihrer Meinung nach bei der Durchführung einer Literaturstudie ergeben? Bitte begründen Sie.
- Welche Maßnahmen sollten Ihrer Meinung nach vor der Durchführung einer Literaturstudie getroffen werden?
- Welchen Sinn und Zweck verfolgt ein Flussdiagramm/Flowchart?
- Zu welchem Thema würden Sie eine Literaturstudie durchführen und wie würden Sie dabei methodisch vorgehen?
- Welche Vor- und Nachteile bringen Ihrer Meinung nach Literaturstudien mit sich?
- Welchen Stellenwert hätte Ihrer Meinung nach die verpflichtende Implementierung von Pain-Nurses im klinischen Setting?
- Welche Empfehlungen würden Sie gegenüber dem Pflegemanagement oder der Politik aussprechen?

5.2   Qualitative Studie

AutorInnen (Jahr)/Land Braunsdorf (2017)/Deutschland

Titel/Journal Mit Kunstherz nach Hause – Wie erleben Menschen mit mechanischer Kreislaufunterstützung ihren Alltag. Eine qualitative Studie/Pflege, 30(4), 189–197.

Hintergrund/Problembeschreibung Aufgrund der zunehmenden Anzahl an Menschen mit Herzerkrankungen rückt die Implantation von mechanischen Kreislaufsystemen als mögliche Therapiemaßnahme zunehmend in den Mittelpunkt des Interesses. So stieg die Anzahl der durchgeführten Implantationen innerhalb der letzten zehn Jahre um das Vierfache an. Das Heranziehen von mechanischen Kreislaufsystemen wird gegenüber einem vollständigen Organersatz bevorzugt, da operative Eingriffe oftmals mit Komplikationen oder fehlenden Erfolgsaussichten einhergehen. Darüber hinaus wirkt sich die fehlende Spendenbereitschaft innerhalb der Bevölkerung negativ auf die zur Verfügung stehenden Spenderherzen aus. Um das subjektive Erleben des Alltages von Menschen mit einem mechanischen Kreislaufsystem näher beleuchten zu können, führte Braunsdorf (2017) eine qualitative Studie durch.

Methodik Die Autorin führte eine qualitative Studie durch, welcher ein phänomenologischer Ansatz zugrunde lag. Die Erfassung des subjektiven Alltagserlebens von Menschen mit einem mechanischen Kreislaufsystem stand demnach im Mittelpunkt des Interesses. Hierfür wurden narrative Einzelinterviews durchgeführt, welche audiotechnisch erfasst und im Anschluss daran transkribiert, kodiert und mithilfe einer elektronischen Software analysiert wurden. Letzteres erfolgte anhand der Analyseschritte zur qualitativen Datenauswertung von Nancy Diekelmann (1992).

Ergebnisse Es konnten fünf wesentliche Themenbereiche identifiziert werden, welche auf das alltägliche Leben von betroffenen Personen Einfluss nehmen. Zu diesen zählten der Gesundheitszustand nach der Implantation, die damit einhergehenden Umstellungen, Einschränkungen und Belastungen, die individuell festgelegten Bewältigungsstrategien, die sozialen Interaktionen mit dem Umfeld sowie die postoperative Gesundheitsversorgung mit einem bestehenden Kunstherz (Braunsdorf 2017).

PatientInnen beschrieben in der Zeit nach dem operativen Eingriff vor allem eine begrenzte körperliche Belastbarkeit und Angst vor Komplikationen. Die Tasche, in welcher lebensnotwendige elektronische Applikationen verstaut werden, wurde als ständiger Begleiter beziehungsweise Fremdkörper wahrgenommen und verursachte durch das anhaltende Tragen oftmals muskuloskelettale Beschwerden. Ebenso wirkte sich das Tragen der Tasche negativ auf die Schlafqualität, die Mobilität und die Durchführung der Körperhygiene aus. Darüber hinaus mussten betroffene Personen auf die täglich zugeführte Trinkmenge sowie die regelmäßige Medikamenteneinnahme achten, was wiederum ausreichend organisatorische Fähigkeiten voraussetzte (Braunsdorf 2017).

Als wirksame Bewältigungsstrategien wurden neben positivem Denken vor allem ein aktiver Lebensstil und das Kommunizieren von Empfindungen geäußert. Durch Angehörige oder FreundInnen erfuhren PatientInnen mit einem mechanischen Kreislaufsystem ausreichend Unterstützung und Ablenkung im Alltag. Angehörige halfen den PatientInnen, am Leben teilnehmen zu können und vermittelten folglich ein Gefühl von Sicherheit, da soziale Interaktionen und nicht die Erkrankung im Mittelpunkt standen. Dennoch durchlebten PatientInnen aufgrund der körperlichen Verfassung sowie der Reaktionen von PassantInnen auf die Tasche mit dem elektronischen Equipment immer wieder Ausgrenzungen. Bezüglich der professionellen Betreuung lässt sich festhalten, dass eine ambulante oder stationäre Versorgung seitens der PatientInnen als geeignet beschrieben wurde, jedoch das Fachpersonal oftmals unzureichende Kenntnisse aufwies, um eine adäquate Betreuung zu gewährleisten. In der Folge mussten Fachkliniken aufgesucht werden, was die Anzahl der zur Verfügung stehenden Gesundheitsdienstanbieter sinken ließ (Braunsdorf 2017).

Zusammenfassung & Diskussion Anhand der Studie konnten wesentliche Kategorien im Alltagserleben von Menschen mit einem mechanischen Kreislaufsystem thematisiert werden. Den Studienergebnissen kann insofern eine Relevanz für die pflegerische Praxis zugeordnet werden, als das Pflegepersonal eine Schlüsselfunktion im Bereich des PatientInnen- sowie Symptommanagements übernimmt. Unter der Voraussetzung, dass Pflegende über die physischen sowie psychischen Empfindungen von Menschen mit einem mechanischem Kreislaufsystem Bescheid wissen, besteht die Möglichkeit einer an die betroffenen Personen individuell angepassten Versorgung, in welcher psychosoziale Faktoren ebenso berücksichtigt werden (Braunsdorf 2017).

Kritisch-reflektierende Anmerkungen Der Hintergrund sowie die Forschungsrelevanz wurden seitens der Autorin detailliert beschrieben. Die methodische Herangehensweise und Forschungsfrage gehen mit der festgelegten Zielsetzung einher. Angeführte Tabellen fördern die Transparenz der dargelegten Inhalte und ermöglichen LeserInnen einen Überblick hinsichtlich mechanischer Kreislaufsysteme sowie den damit einhergehenden Empfindungen betroffener Personen zu erhalten. In der Diskussion werden die generierten Erkenntnisse noch einmal zusammenfassend dargestellt und daraus resultierende Implikationen für die Pflegepraxis abgebildet. Der Verzicht des Ethikvotums kann als wesentliche Limitation identifiziert werden.

> **Fragestellungen für DozentInnen**
>
> - Welche Ansätze werden in der qualitativen Forschung voneinander unterschieden?
> - Nennen Sie bitte wesentliche Gütekriterien qualitativer Forschung und erläutern Sie diese.
> - Könnte Ihrer Meinung nach der von Braunsdorf (2017) gewählte Themenbereich auch durch andere Designs aufgearbeitet werden? Bitte begründen Sie.
> - Welchen Stellenwert nimmt eine unabhängige Ethikkommission in der Forschung ein?
> - Was ist unter dem Begriff „Informed consent" zu verstehen?

- Auf welche Aspekte würden Sie bei der Durchführung von Interviews achten? Bitte begründen Sie.
- Welche Herausforderungen könnten sich bei der Erarbeitung des angeführten Themenbereiches für ForscherInnen ergeben?
- Welche Rolle kann Advanced Nursing Practitioners (ANPs) in der Versorgung von PatientInnen mit bestehendem mechanischem Kreislaufsystem zugesprochen werden?
- Welche Empfehlungen würden Sie gegenüber dem Pflegemanagement oder der Politik aussprechen?
- Wo können Sie weiteren Forschungsbedarf identifizieren? Bitte begründen Sie.

5.3 Quantitative Studie

AutorInnen (Jahr)/Land Griffiths et al. (2014)/USA

Titel/Journal Nurses' Shift Length and Overtime Working in 12 European Countries. The Association With Perceived Quality of Care and Patient Safety/ Medical Care, 52(11), 975–981.

Hintergrund/Problembeschreibung Um die pflegerische Versorgung von PatientInnen im klinischen Setting 24 h aufrechtzuerhalten wurde international unter anderem ein Zwei-Schicht-System (á 12 h) eingeführt. In der Regel begrüßen Pflegende dieses, da 12-Stunden-Dienste mit einer geringeren Anzahl an effektiven Arbeitstagen pro Woche einhergehen. Folglich steigt die Work-Life-Balance an. Für das Pflegemanagement resultiert aus 12-Stunden-Diensten eine geringere Anzahl an notwendigen Schichtwechsel. Das Risiko, wesentliche PatientInneninformationen bei Dienstübergaben nicht zu kommunizieren, sinkt (Griffiths et al. 2014).

Ungeachtet dessen gehen 12-Stunden-Dienste für Pflegende nachweislich mit negativen Auswirkungen (Fatigue, Konzentrationsstörungen, erhöhte Fehlerhäufigkeit,...) einher. Dies konnte in den vergangenen Jahren anhand von Studien mehrfach dargelegt werden, wobei es keine Forschungsprojekte gibt, die die Auswirkungen von Schichtarbeit auf die Pflegequalität und PatientInnensicherheit beleuchteten. Aufgrund dieser Tatsache führten Griffiths et al. (2014) eine quantitative Querschnittstudie durch, in welcher Dienstlängen und Korrelationen zwischen den absolvierten Arbeitszeiten, der Pflegequalität, der PatientInnensicherheit und unerledigten Pflegemaßnahmen beschrieben wurden (Griffiths et al. 2014).

Methodik Von Juni 2009 bis Juni 2010 wurden in 488 Krankenhäusern zwölf europäischer Länder 31.627 Pflegende (n = 31.627) mithilfe eines papierbasierten Fragebogens zu den absolvierten Schichtlängen und Überstunden, der subjektiv wahrgenommenen Pflegequalität (schlecht bis ausgezeichnet) und PatientInnensicherheit (schlecht bis ausgezeichnet) sowie zeitbedingten unerledigten Pflegemaßnahmen (0–13) befragt. Die Grundlage hierfür bildeten der „International Hospital Outcomes Study questionnaire" und das „Basel Extent of Rationing of Nursing Care instrument" (BERNCA) (Griffiths et al. 2014).

Abweichungen der Dienstlängen (< 8h/8,1–10h/10,1–11,9h/12–13h/> 13h) zwischen den einzelnen Ländern, Krankenhäusern und Stationen wurden mithilfe der Intra-Klassen-Korrelation (ICC) analysiert. Zusammenhänge zwischen Dienstlängen, Überstunden, Pflegequalität, PatientInnensicherheit und unerledigten Pflegemaßnahmen wurden mit Regressionsmodellen (GLMM & GMM) dargestellt. Die Datenauswertung erfolgte auf elektronischem Wege (Griffiths et al., 2014).

Ergebnisteil Die Hälfte (50 %) aller befragten ProbandInnen absolvierten 8-Stunden-Dienste oder weniger, 32 % 8,1- bis 10-Stunden-Dienste, 4 % 10,1- bis 11,9-Stunden-Dienste, 14 % 12- bis 13-Stunden-Dienste und lediglich 1 % über 13-Stunden-Dienste. Diesbezüglich konnten länderspezifische Unterschiede festgestellt werden. Während beispielsweise in Irland vorrangig 12-Stunden-Dienste (73 %) geleistet wurden, dominierten in Spanien unter 8-Stunden-Dienste (90 %). Sämtliche Dienstlängen waren stationsabhängig (ICC = 0,63), wobei Pflegende gleicher Krankenhäuser (ICC = 0,58) und Länder (ICC = 0,49) zu ähnlichen Dienstlängen tendierten. 27 % der ProbandInnen gaben an, im letzten Dienst Überstunden geleistet zu haben. Am häufigsten (49 %) fand dies im Zuge eines 8,1–10-Stunden-Dienstes statt. Die Spannweite hinsichtlich absolvierter Überstunden innerhalb der neun erfassten EU-Länder reichte von 0–80 % (Griffiths et al. 2014).

Lang anhaltende Dienste und Überstunden wurden signifikant (p < 0,05) mit der Pflegequalität, der PatientInnensicherheit und unerledigten Pflegemaßnahmen assoziiert. Verglichen mit unter 8-Stunden-Diensten bewerteten Pflegende, welche über 12-Stunden-Dienste absolvierten, die Pflegequalität als schlecht (OR = 1,30; 95 % CI: 1,10–1,53) und die PatientInnensicherheit als unzureichend (OR = 1,41; 95 % CI: 1,13–1,76). Des Weiteren blieben Pflegemaßnahmen eher unerledigt (RR = 1,13; 95 % CI: 1,09–1,16). Ähnlich beurteilten Pflegende die Pflegequalität (OR = 1,32; 95 % CI: 1,23–1,42), PatientInnensicherheit (OR = 1,67; 95 % CI: 1,51–1,86) und Anzahl unerledigter Pflegemaßnahmen (RR = 1,29; 95 % CI: 1,27–1,31), wenn sie im letzten Dienst Überstunden leisten mussten. Die Anzahl an PatientInnen pro Pflegeperson hatte auf die angeführten Variablen ebenso negative Auswirkungen. Nachtdienste sowie Teilzeitbeschäftigung der Pflegenden beeinflussten die Pflegequalität, die PatientInnensicherheit und Anzahl der unerledigten Pflegemaßnahmen nicht. Eine Gesamtübersicht der statistischen Ergebnisse kann der Tab. 4 in der Publikation entnommen werden (Griffiths et al. 2014).

Zusammenfassung & Diskussion Überstunden sowie Dienstlängen von zwölf Stunden oder mehr wurden seitens des Pflegepersonals mit einer geringeren Pflegequalität und PatientInnensicherheit assoziiert. Darüber hinaus gaben Pflegende an, dass Pflegemaßnahmen aus Zeitmangel unerledigt blieben. Zukünftig bedarf es einer intensiveren (forschungsbasierten) Auseinandersetzung mit unterschiedlichen Schichtdienstmodellen und möglichen Alternativen, um nicht nur die Versorgungsqualität und -sicherheit, sondern auch die Arbeitszufriedenheit und Gesundheit Pflegender anhaltend gewährleisten zu können (Griffiths et al. 2014).

Kritisch-reflektierende Anmerkungen Der Hintergrund sowie die Forschungsrelevanz wurden durch die AutorInnen verständlich dargelegt und mit ausreichend Quellen belegt. Die primäre Zielsetzung der Studie wurde ebenso angeführt. Konkrete Forschungsfragen und Hypothesen fanden in dem Manuskript keinen Einzug, wobei sich diese aus dem Kontext ableiten lassen. Sämtliche methodische Herangehensweisen der ForscherInnen wurden verständlich formuliert. Ein roter Faden ist klar ersichtlich. Der Ergebnisteil weist durch die drei Unterkapitel und die angeführten Tabellen ausreichend Struktur vor. In der Diskussion werden die wesentlichen Ergebnisse noch einmal zusammengefasst und mit dem aktuellen Forschungsstand abgeglichen. Der Umfang der angeführten Limitationen und des weiteren Forschungsbedarfs wurden auf die anderen Kapitel abgestimmt. Die generierten Ergebnisse stellen eine wichtige Grundlage für künftige Diskussionen rund um die Themenbereiche Dienstmodelle, Sichtarbeit, Überstunden, ArbeitnehmerInnenschutz und Arbeitseffektivität und -flexibilisierung dar.

Fragestellungen für DozentInnen

- Was wird in der Statistik unter der Messgröße Odds Ratio verstanden?
- In der Studie wurden Ergebnisse mit p-Werten belegt. Was ist darunter zu verstehen?
- Können Sie mir Vor- und Nachteile einer Querschnittstudie nennen?
- Was unterscheidet eine Querschnittstudie von einer Längsschnittstudie?
- Zu welchem Thema würden Sie eine Querschnittstudie durchführen und wie würden Sie dabei methodisch vorgehen?

- Könnte Ihrer Meinung nach der von Griffiths et al. (2014) gewählte Themenbereich auch durch andere Designs aufgearbeitet werden? Bitte begründen Sie.
- Wurde der von Griffiths et al. (2014) gewählte Themenbereich bereits ausreichend dargelegt oder gibt es Ihrer Meinung nach noch bestehende Forschungsrelevanz?
- Sollten Ihrer Meinung nach 12-Stunden-Dienste abgeschafft werden? Welche Vor- und Nachteile würden daraus resultieren? Bitte begründen Sie.
- Welche Empfehlungen würden Sie gegenüber dem Pflegemanagement oder der Politik aussprechen?
- Welche persönlichen Erfahrungen konnten Sie im Zuge Ihrer Ausbildung/ Ihres Angestelltenverhältnisses hinsichtlich Schichtarbeit im klinischen Setting machen?

5.4   Mixed-Methods-Studie

AutorInnen (Jahr)/Land Huis in het Veld et al. (2019)/Niederlande

Titel/Journal Process Evaluation of Nurse-Led Online Self-Management Support for Family Caregivers to Deal With Beahvior Changes of a Relative With Dementia (Part 1): Mixed Methods Study/Journal of Medical Internet Research. https://doi.org/10.2196/13002.

Hintergrund/Problembeschreibung Herausforderndes Verhalten bei Menschen mit Demenz kann für pflegende Angehörige mit Hürden einhergehen und die subjektiv wahrgenommene Lebensqualität nachweislich negativ beeinflussen. Geeigneten Strategien zur Unterstützung betroffener Personen sollte demnach ein hoher Stellenwert zugesprochen werden. Basierend auf dieser Tatsache wurde ein Online-Support-Dienst für pflegende Angehörige eingerichtet und im Anschluss daran evaluiert. Supportleistungen bezogen sich auf regelmäßigen E-Mail-Verkehr mit Pflegenden sowie Video- und Textmaterial über herausforderndes Verhalten von Menschen mit Demenz und daraus abzuleitende Bewältigungsstrategien (Huis in het Veld et al. 2019).

Methodik Zur Evaluierung des online basierten Supportdienstes wurde eine Mixed-Methods-Studie durchgeführt. Quantitative Daten bezogen sich auf die Anzahl der E-Mail-Kontakte mit Pflegenden, Videoklicks und Aufrufe des Textmaterials. Zudem erfolgte eine schriftliche Beurteilung des Supportdienstes

(Likertskalen). Daraus resultierende Ergebnisse wurden anhand einer elektronischen Software aufbereitet. Qualitative Daten wurden mit Hilfe von semistrukturierten Interviews (Pflegende, pflegende Angehörige) generiert und einer Inhaltsanalyse unterzogen. Letztere bezog sich ebenso auf die dargelegten Inhalte der versendeten E-Mails (Huis in het Veld et al. 2019).

Ergebnisse 78 % der pflegenden Angehörigen nahmen per E-Mail Kontakt mit dem Pflegepersonal auf. Das zur Verfügung gestellte Videomaterial wurde öfter (80 %) aufgerufen als schriftlich dargelegte Inhalte (37 %). Pflegende Angehörige empfanden den online basierten Supportdienst als hilfreich, praxisorientiert und waren diesem gegenüber positiv eingestellt. Pflegepersonal begegnete der elektronischen Applikation mit gemischten Gefühlen, da der Supportdienst etwas Neuartiges darstellte. Bereitgestellte Informationen in Form von Video- und Textmaterial sowie der anhaltende Austausch mit pflegenden Angehörigen von Menschen mit Demenz wurden als vorteilhaft beschrieben. Dafür notwendige Zeitressourcen stellten laut Pflegenden einen Nachteil dar (Huis in het Veld et al. 2019).

Zusammenfassung & Diskussion Der implementierte Online-Support-Dienst stellt eine Möglichkeit dar, pflegenden Angehörigen zusätzliche Unterstützung im Hinblick auf herausforderndes Verhalten von Menschen mit Demenz unentgeltlich zur Verfügung zu stellen. Anhand der Studie konnte aufgezeigt werden, dass seitens der Angehörigen sowie Pflegenden ausreichend Akzeptanz besteht und die Sinnhaftigkeit des elektronischen Systems als solche erkannt wurde. Zukünftig bedarf es in diesem Bereich der Durchführung weiterer Forschungsprojekte, um beispielsweise nähere Informationen über die Akzeptanz oder Vorstellungen von pflegenden Angehörigen und Pflegenden gegenüber Online-Support-Diensten in Erfahrung zu bringen (Huis in het Veld et al. 2019).

Kritisch-reflektierende Anmerkungen Die Relevanz des Online-Support-Dienstes wurde für LeserInnen anschaulich dargelegt. Obwohl keine Fragestellungen angeführt wurden, lassen sich diese aus der Überschrift sowie den Zielsetzungen ableiten. Die methodologische Herangehensweise inklusive des Ablaufs der Intervention (Online-Support-Dienst) ist nachvollziehbar. Bulletpoints gewährleisten hier ausreichend Übersicht. Ergebnisse der Studie wurden verständlich in Form von Fließtext und Tabellen dargelegt. In der Zusammenfassung und Diskussion werden die wesentlichen Erkenntnisse diskutiert und forschungsbezogene Limitationen angeführt (Huis in het Veld et al. 2019).

Fragestellungen für DozentInnen

- Welche Herausforderungen können Sie in diesem Bereich identifizieren?
- Inwieweit ist der Einsatz online basierter Supportdienste auch für die professionelle Gesundheits- und Krankenpflege von Interesse?
- Welche Vor- und Nachteile bringt eine Mixed-Methods-Studie mit sich?
- Warum macht es Sinn, einen online basierten Supportdienst sowohl qualitativ als auch quantitativ zu evaluieren?
- Welche Schlüsselfunktion könnten zukünftig ANPs in diesem Bereich einnehmen?
- Welche Empfehlungen würden Sie gegenüber dem Pflegemanagement oder der Politik aussprechen?
- Wo können Sie weiteren Forschungsbedarf identifizieren? Bitte begründen Sie.

5.5   Fallstudie

AutorInnen (Jahr)/Land Maier et al. (2015)/Schweiz

Titel/Journal Die standardisierte Fremdeinschätzung von Schmerzen bei bewusstseinsbeeinträchtigten Patienten mit dem Zurich Observation Pain Assessment (ZOPA®) auf einer neurochirurgischen Intensivstation – Eine Fallstudie/ Pflege, 28(1), 19–31.

Hintergrund/Problembeschreibung Das Vorhandensein von Schmerzen wird in der internationalen Literatur als Leitsymptom bei PatientInnen auf Intensivstationen beschrieben. Folglich kann der adäquaten (Selbst-) Einschätzung des Schmerzempfindens ein hoher Stellenwert zugesprochen werden, da nicht erkannte oder falsch eingeschätzte Schmerzintensitäten mit einer gesteigerten physischen und psychischen Belastung einhergehen. PatientInnen mit eingeschränktem oder gar fehlendem Bewusstsein sind auf Fremdeinschätzungen durch das Pflegepersonal angewiesen, wobei für PatientInnen mit Hirnverletzungen das Assessmentinstrument ZOPA® herangezogen werden kann. Um die Praktikabilität dieses Instruments darzulegen führten Maier et al. (2015) eine interpretative Fallstudie durch (Maier et al. 2015).

Methodik Das Fallbeispiel der Studie wurde von einem Pflegeexperten im Setting Intensivstation ausgewählt. Für die Datenauswertung wurden neben

ZOPA®-Aufzeichnungen ebenso dokumentierte klinische Parameter, welche Einfluss auf das Schmerzerleben haben hätten können, berücksichtigt. Die Erkenntnisse wurden deskriptiv dargelegt (Maier et al. 2015).

Fallbeispiel im Überblick

- Weiblich, 58 Jahre, wurde nach einer Sucht-Gruppensitzung bewusstlos aufgefunden
- Diagnose: Schwere Subarachnoidalblutung (SAB) nach Aneurysma einer Hirnarterie
- Nebendiagnosen: Nikotin- & Alkoholabusus, Depression
- Sozialanamnese: In erschwerten Verhältnissen aufgewachsen, zwei erfolglose Entzugstherapien absolviert, wenig Kontakt zur Familie oder FreundInnen, Bezugsperson stellte der Bruder dar
- Medizinische Versorgung: Intensivmedizinische Akutbehandlung, Ventrikeldrainagen zur Hirndruckentlastung, operative Behandlung des Aneurysmas
- Drei Therapieschritte: 17-tägiges medikamentöses Koma (1), schrittweise Medikamentenreduktion über vier Tage (2), neuntägige pflegerische und medizinische Versorgung auf der Intensivstation, Verlegung auf eine Bettenstation (3)
- Schmerzeinschätzung anhand ZOPA®, da Patientin auf geschlossene Fragen nicht antworten konnte (Maier et al. 2015)

[Anm.: Eine detaillierte Beschreibung des Fallbeispiels kann der Studie von Maier et al. (2015) entnommen werden.]

Ergebnisse Innerhalb des 30-tägigen Aufenthalts auf der Intensivstation wurden 126 ZOPA®-Erfassungen durchgeführt. In 19 Fällen (15 %) konnten dadurch bestehende Schmerzen bei der Patientin nachgewiesen werden, wobei 14 der 19 positiven Verhaltensmerkmale (74 %) mit Analgetika entgegengewirkt wurde. Zurückzuführen waren die Schmerzempfindungen vorrangig auf endotracheales Absaugen und durchgeführte Umlagerungen seitens des Pflegepersonals. Schmerzen in Ruhe wurden kaum (10 %) dokumentiert. In der Analogsedation wurden fünf Schmerzempfindungen nachgewiesen, wovon drei (60 %) eine schmerzlindernde Maßnahme nach sich zogen. Im Zuge der Reduktion von Sedativa stieg die Anzahl der Schmerzereignisse auf sieben an. Hier wurde in fünf Fällen (71,5 %) die Gabe von Analgetika beschlossen. Im dritten Therapieschritt zeigte die Patientin sieben Mal Schmerzen. Diese wurden alle (100 %) mit Analgetika behandelt (Maier et al. 2015). *[Anm.: In der Präsentation sollte auf die in der Studie angeführten Grafiken zurückgegriffen werden, um die Ergebnisse für ZuhörerInnen übersichtlich aufzubereiten.]*

Zusammenfassung & Diskussion Bezugnehmend auf das dargelegte Fallbeispiel besteht für Pflegende anhand des Assessmentinstruments ZOPA® die Möglichkeit, das Schmerzempfinden von bewusstseinseingeschränkten PatientInnen anhaltend zu erheben und folglich ein adäquates Schmerzmanagement zu garantieren. Aufgrund der Tatsache, dass Assessmentinstrumente zur Fremdeinschätzung von Schmerzen in der internationalen Literatur unzureichend dargelegt werden, lässt sich in diesem Bereich weiterer Forschungsbedarf identifizieren, wobei Pflegende weiterhin eine Schlüsselfunktion einnehmen (Maier et al. 2015).

Kritisch-reflektierende Anmerkungen Der Hintergrund, die Methodik sowie die Ergebnisse der Fallstudie wurden umfassend beschrieben. Titel, Fragestellung und Methodik sind aufeinander abgestimmt. Angeführte tabellarische Darstellungen gewährleisten den LeserInnen ausreichend Übersicht. In der Diskussion werden die generierten Erkenntnisse noch einmal zusammengefasst, reflektiert und in den bestehenden internationalen Forschungsstand eingeordnet. Ein roter Faden ist hier klar erkennbar.

Fragestellungen für DozentInnen

- Welche Herausforderungen könnten sich bei der Erarbeitung des angeführten Themenbereiches für ForscherInnen ergeben?
- Welche Empfehlungen würden Sie gegenüber dem Pflegemanagement oder der Politik aussprechen?
- Welche ethischen Aspekte müssen vor der Umsetzung einer Fallstudie beachtet werden?
- Wo können Sie weiteren Forschungsbedarf identifizieren? Bitte begründen Sie.
- Gibt es Themenbereiche, welche Ihrer Meinung nach ebenso in einer Fallstudie näher beleuchtet werden könnten? Bitte begründen Sie.
- Welche Schlüsselfunktion könnten zukünftig ANPs in diesem Bereich einnehmen?

Was Sie aus diesem *essential* mitnehmen können

- Das Journal-Club-Konzept gliedert sich in zwei Phasen und stellt die Interaktion zwischen den TeilnehmerInnen in den Mittelpunkt des Interesses.
- Die Planung und Umsetzung des Journal-Club-Konzeptes geht mit einem geringen Zeitaufwand einher.
- Anhand von Journal Clubs können aktuelle wissenschaftliche Erkenntnisse effizient in die Praxis implementiert werden.
- Das dargelegte Journal-Club-Konzept lässt sich ebenso auf andere Fachbereiche übertragen.

© Springer Fachmedien Wiesbaden GmbH, ein Teil von Springer Nature 2020   31
M. Klösch und A.-M. Dieplinger, *Das Journal-Club-Booklet*, essentials,
https://doi.org/10.1007/978-3-658-29466-3

Anhang

AutorInnen (Jahr)/Land:____

Titel/Journal:____
____

Hintergrund/Problembeschreibung:____
____
____
____
____

Methodik:____
____
____
____
____
____
____
____

Ergebnisteil:____
____
____
____
____
____
____
____
____

Diskussion:____
____
____
____
____
____

Kritische Anmerkungen (& Fragestellungen an die/den DozentIn):
____
____
____
____
____
____
____
____

AutorInnen
(Jahr)/Land:____

Titel/Journal:____
____

Hintergrund/Problembeschreibung:___________________________________
____
____
____
____

Methodik:____
____
____
____
____
____
____
____

Ergebnisteil:____
____
____
____
____
____
____
____
____

Diskussion:____
____
____
____
____
____

Kritische Anmerkungen (& Fragestellungen an die/den DozentIn):
____
____
____
____
____
____
____
____

AutorInnen (Jahr)/Land:

Titel/Journal:

Hintergrund/Problembeschreibung:

Methodik:

Ergebnisteil:

Diskussion:

Kritische Anmerkungen (& Fragestellungen an die/den DozentIn):

AutorInnen (Jahr)/Land:____________________________________

Titel/Journal:____________________________________
____

Hintergrund/Problembeschreibung:____________________________________
____
____
____
____

Methodik:____________________________________
____
____
____
____
____
____
____

Ergebnisteil:____________________________________
____
____
____
____
____
____
____

Diskussion:____________________________________
____
____
____
____
____

Kritische Anmerkungen (& Fragestellungen an die/den DozentIn):
____
____
____
____
____
____
____
____
____

AutorInnen
(Jahr)/Land:____

Titel/Journal:____
____

Hintergrund/Problembeschreibung:____________________________________
____
____
____
____
____

Methodik:____
____
____
____
____
____
____
____

Ergebnisteil:____
____
____
____
____
____
____
____
____

Diskussion:____
____
____
____
____
____

Kritische Anmerkungen (& Fragestellungen an die/den DozentIn):
____
____
____
____
____
____
____
____
____

Literatur

Aiken, L. H., Sloane, D., Griffiths, P., Rafferty, A. M., Bruyneel, L., McHugh, M., Sermeus, W., et al. (2017). Nursing skill mix in European hospitals: Cross-sectional study of the association with mortality, patient ratings, and quality of care. *BMJ Quality & Safety, 26*(7), 559–568.

Behrens, J., & Langer, G. (2010). *Evidence-based Nursing and Caring* (3., überarb Aufl.). Bern: Verlag Hans Huber.

Bouya, S., Balouchi, A., Maleknejad, A., Koochakzai, M., AlKhasawneh, E., & Abdollahimohammad, A. (2019). Cancer pain management among oncology nurses: Knowledge, attitude, related factors, and clinical recommendations: A Systematic Review. *Journal of Cancer Education, 34*(5), 839–846.

Bowles, P., Marenah, K., Ricketts, D. M., & Rogers, B. A. (2013). How to prepare for and present at a journal club. *British Journal of Hospital Medicine, 10*(74), 150–152.

Braunsdorf, S. (2017). Mit Kunstherz nach Hause – Wie erleben Menschen mit mechanischer Kreislaufunterstützung ihren Alltag. Eine qualitative Studie. *Pflege, 30*(4), 189–197.

Deenadayalan, Y., Grimmer-Somers, K., Prior, M., & Kumar, S. (2008). How to run an effective journal club: A systematic review. *Journal of Evaluation in Clinical Practice, 14*(5), 898–911.

Dieplinger, A. M., Nestler, N., & Osterbrink, J. (2018). Was auf Österreich zukommt. Die Pflege im internationalen Vergleich. *ProCare, 5*, 32–35.

EQUATOR network. (2019). *Reporting guidelines for main study types.* http://www.equator-network.org/. Zugegriffen: 26. Mär. 2019.

Griffiths, P., Dall'Ora, C., Simon, M., Ball, J., Lindqvist, R., Rafferty, A. M., Schoonhoven, L., Tishelman, C., & Aiken, L. H. (2014). Nurses' shift length and overtime working in 12 European countries. The association with perceived quality of care and patient safety. *Medical Care, 52*(11), 975–981.

GuKG (1997). *Gesundheits- und Krankenpflegegesetz.* BGBl. I Nr. 108/1997 i. d. F. BGBl. I Nr. 131/2017.

Hong, Q. N., Pluye, P., Fabregues, S., Bartlett, G., Boardman, F., Cargo, M., … Vedel, I. (2018). *Mixed Methods Appraisal Tool (MMAT) Version 2018. User guide.* http://mixedmethodsappraisaltoolpublic.pbworks.com/w/file/fetch/127916259/MMAT_2018_criteria-manual_2018-08-01_ENG.pdf. Zugegriffen: 14. Feb. 2019.

Huber, Y. (2013). Praxis und Theorie – die gegenseitige Wertschöpfung Forschungs-gestützte Pflegeentwicklung in der Praxis. *Pflege, 26*(1), 3–5.

Huis In HetVeld, J. G., van Asch, I. F. M., Willemse, B. M., Verkade, P. J., Pot, A. M., Blom, M., Groot Zwaaftink, R. B. M., & Francke, A. L. (2019). Process evaluation of nurse-led online self-management support for family caregivers to deal with behavior changes of a relative with dementia: Mixed methods study. *Journal of Medical Internet Research, 10*(2019), 1–12. https://doi.org/10.2196/13002.

Häggman-Latila, A., Mattila, L. R., & Melender, A. L. (2016). A systematic review of journal clubs for nurses. *Worldviews on Evidence-Based Nursing, 13*(2), 163–171.

International Transplant Nurses Society (ITNS). (2011). *How to develop a successful journal club.* https://itns.org/images/Membership/Chapters/UpdatedJournalClub.pdf. Zugegriffen: 12. Feb. 2019.

International Committee of Medical Journal Editors (ICMJE). (2020). *Recommendations.* http://www.icmje.org/. Zugegriffen: 23. Jan. 2020.

Joanna Briggs Institute (JBI). (2018). *Critical appraisal tools.* http://joannabriggs.org/research/critical-appraisal-tools.html. Zugegriffen: 30. Jan. 2019.

Johnson, J. A. (2016). Reviving the journal club as a nursing professional development strategy. *Journal for Nurses in Professional Development, 32*(2), 104–106.

Klösch, M. (2019). Satire und Wissenschaft Der Ig-Nobelpreis zeichnet anspruchsvolle wissenschaftliche Leistungen aus. *ProCare, 04*(24), 42–43.

Klösch, M., & Aiglesberger, M. (2018). Journal Club: in drei Phasen zum Erkenntnis-gewinn. *Pflegezeitschrift, 71*(6), 56–59.

Kotz, D. (2016). Effektives Schreiben und Publizieren wissenschaftlicher Artikel – Teil I: Anfangen zu Schreiben. *Zeitschrift für Evidenz, Fortbildung und Qualität im Gesund-heitswesen.* https://doi.org/10.1016/j.zefq.2015.11.006.

Kotz, D. (2017). Effektives Schreiben und Publizieren wissenschaftlicher Artikel – Teil IX: Autorenschaft. *Zeitschrift für Evidenz, Fortbildung und Qualität im Gesundheitswesen.* https://doi.org/10.1016/j.zefq.2017.04.002.

Kotz, D. (2017). Effektives Schreiben und Publizieren wissenschaftlicher Artikel – Teil X: Auswahl der Zeitschrift. *Zeitschrift für Evidenz, Fortbildung und Qualität im Gesund-heitswesen.* https://doi.org/10.1016/j.zefq.2017.06.003.

Maier, J., Fröhlich, M. R., & Spirig, R. (2015). Die standardisierte Fremdeinschätzung von Schmerzen bei bewusstseinsbeeinträchtigten Patienten mit dem Zurich Observation Pain Assessment (ZOPA®) auf einer neurochirurgischen Intensivstation – Eine Fall-studie. *Pflege, 28*(1), 19–31.

Mayer, H. (2015). *Pflegeforschung anwenden. Elemente und Basiswissen für das Studium (4* (überarb Aufl.). Wien: Facultas.

Mayer, H. (2015). *Pflegeforschung anwenden: Elemente und Basiswissen für Studium und Weiterbildung* (4., überarb Aufl.). Facultas: Wien.

Nesbitt, J. (2013). Journal Clubs: A two-site case study of nurses' continuing professional development. *Nurse Education Today, 33*(8), 896–900.

Panfil, E. M. (2015). *Wissenschaftliches Arbeiten in der Pflege. Lehr- und Arbeitsbuch für Pflegende* (2., überarb Aufl.). Bern: Hans Huber.

Scherzer, R., Shaffer, K. M., Maceyko, K., & Webb, J. (2015). Journal club for prelicensure nursing students. *Nurse Educator, 40*(5), 224–226.

Schulz, K. F., Altman, D. G., & Moher, D. for the CONSORT Group (2010). Research methods & reporting. COCONSORORT. (2010). Statement: Updated guidelines for reporting parallel group randomised trials. *BMJ*. https://doi.org/10.1136/bmj.c332.

Tong, A., Sainsbury, P., & Craig, J. (2007). Consolidated criteria for reporting qualitative research (COREQ): A 32-item checklist for interviews and focus groups. *International Journal for Quality in Health Care, 19*(6), 349–357.

Universitätsklinikum Halle(Saale). (2019). *Beurteilungshilfen*. http://www.medizin.uni-halle.de/index.php?id=572. Zugegriffen: 30. Jan. 2019.

Wagner, F. (2010). Akademisierung der Pflege – Bringt sie Vorteile und mehr Anerkennung? *Endo-Praxis, 26*(4), 174–177.

Wiggy, Z. (2012). Journal clubs can improve nurse involvement and patient care. *AORN Connections*. https://doi.org/10.18130/V3FP54.